LAS ENFERMEDADES MÁS COMUNES

DR. ANDREW WEIL

Las enfermedades más comunes

EDICIONES URANO

Argentina - Chile - Colombia - España
México - Venezuela

Título original: *Common Illnesses*
Editor original: Ivy Books, Nueva York
Traducción: Francesc Belda y Montse Ribas

Aribau, 142, Pral. - 08036 Barcelona
info@edicionesurano.com

ISBN: 84-7953-209-2
Depósito legal: B. 11.642-98

Fotocomposición: Alejo Torres - C. de Sants, 168 - 08028 Barcelona
Impreso por Romanyà Valls, S. A. - Verdaguer, 1 - 08786 Capellades (Barcelona)

Impreso en España - *Printed in Spain*

Agradecimientos

A Richard Pine, Judith Curr,
Elisa Wares, y Scott Fagan.

Índice

Introducción

Acaba de dar el primer paso hacia la salud óptima. Este libro le proporcionará más información sobre mi filosofía a través de las respuestas a algunas de las preguntas que me hacen con más frecuencia.

Escribí *La curación espontánea* y *Salud total en 8 semanas** porque quería llamar la atención sobre la naturaleza innata e intrínseca del proceso de curación. Siempre he creído que el cuerpo era capaz de sanarse a sí mismo si le dábamos la oportunidad. ¿Por qué? Porque tiene un sistema que le permite curarse. Si se siente bien, es importante conocer este sistema para que su bienestar sea mayor. Si se siente enfermo, también querrá conocerlo porque es la mejor esperanza de recuperación.

Conservar una buena salud requiere cierto compromiso. Este libro —y los que componen esta colección— puede ofrecerle mucha de la información básica necesaria acerca de dietas, suplementos, las enfermedades más frecuentes, remedios naturales y un estilo de vida sano.

Todas las preguntas provienen de mi página en

* Publicados en español por Ediciones Urano.

la World Wide Web titulada «Pregunte al Dr. Weil». Si desea hacerme cualquier pregunta, venga a visitar nuestro consultorio en www.drweil.com.

¿Cómo combatir el pie de atleta?

P:

Me pican mucho los pies. ¿Sabe usted si el extracto de semilla de pomelo es realmente tan bueno para el pie de atleta como asegura el dependiente de la tienda de dietética?

R:

El pie de atleta es un hongo que infecta la piel, provocando picores y tiña. Como ya debe saber, este hongo se desarrolla en zonas húmedas, cálidas y oscuras de la piel, por lo que uno de los mejores tratamientos que puedo proponerle es que exponga los pies al aire libre y al sol. Mantenga los pies limpios y secos, y calce sandalias siempre que pueda.

Al igual que usted, yo también tengo muy buenas referencias del extracto de semilla de pomelo, que encontrará en tiendas de dictética. Se ha demostrado que esta sustancia es sumamente eficaz contra los hongos. Aplique el extracto (en estado puro) sobre el área afectada 2 o 3 veces al día.

El aceite de árbol del té, extraído de las hojas de la *Melaleuca alternifolia*, un árbol autóctono de Australia, es otro de los muchos remedios caseros que funcionan igual o incluso mejor que algunos de los medicamentos sin receta comercializados, como, por ejemplo, el Tinactin o el Lotrimin en Estados Unidos, o el Canestén en España. Aplique una fina capa de aceite 3 o 4 veces al día y continúe el tratamiento hasta dos semanas después de que haya desaparecido la infección. Debe asegurarse de que el hongo ha desaparecido por completo. El aceite de árbol del té también limpia los hongos de las uñas de las manos y los pies, algo sumamente difícil de curar incluso con antibióticos. Este aceite también es muy eficaz contra la tiña, los picores y las infecciones bacterianas de la piel. Todos estos productos podrá encontrarlos en tiendas de dietética o herboristerías. Cuando vaya a comprarlos asegúrese de que sea aceite de árbol del té al ciento por ciento.

Atormentado por el dolor de espalda

P:

¿Qué puedo hacer para aliviar el dolor de espalda?

R:

El dolor de espalda crónico a menudo es consecuencia de un desequilibrio en el control nervioso de la musculatura, que provoca contracciones musculares, reducción del riego sanguíneo e inflamación. En la mayoría de los casos, el dolor no está directamente provocado por una lesión aunque, ciertamente, hay lesiones que pueden generar un desequilibrio neuromuscular.

El dolor que padece es el resultado final de una serie de alteraciones en el sistema nervioso que se origina en el cerebro y desemboca en el dolor de espalda. Debido a que el sistema nervioso está directamente conectado a la mente y las emociones, es mejor enfocar la curación en esa dirección, pues es ahí donde a menudo se origina el problema. Con esto no quiero decir que el dolor sólo esté en su cabeza, sino que el ciclo vicioso del espasmo muscular puede ser de origen emocional. John Samo, doctor en Medicina, denomina «síndrome de tensión miosítica» a la mayoría de los casos crónicos de dolor de espalda, refiriéndose a las inflamaciones psicosomáticas de los músculos. Este doctor ha escrito un libro sobre el tema llamado *Healing Back Pain* [Cómo curar el dolor de espalda]. Así pues, antes de acudir a cualquier quiropráctico, especialista en osteopatía, acupuntor o masajista para calmar el dolor, yo intentaría averiguar la auténtica naturaleza del problema y pensaría en la incidencia de los cambios mentales y emocionales. Muchas veces, el truco consiste sencillamente en comprender que el dolor puede llegar a desaparecer en cuanto el cerebro deje de enviar mensajes erróneos a su espalda. Considere la posibilidad de reestructurar su forma de pensar, sentir y controlar el estrés para evitar que su sistema nervioso

Puede tomar medidas para fortalecer su espalda y mejorar la salud de los músculos que contribuyen a crear el dolor. El yoga es un modo fantástico de mejorar la flexibilidad y el equilibrio del sistema nervioso. Los ejercicios de estiramiento que afectan a los tendones de la corva son un buen método para asegurarse de que la espalda recibe el refuerzo que necesita. Los ejercicios de abdominales también ayudan.

La forma de sentarse también es muy importante, sobre todo si pasa muchas horas al día delante de un ordenador o sentado ante una mesa. Debe sentarse un poco adelantado en la silla, con las rodillas cómodamente separadas y los talones en el suelo, la pelvis algo inclinada hacia delante y el torso recto. Póngase una toalla enrollada bajo la rabadilla; le ayudará a mantener una buena postura. No saque pecho: no es bueno para la espalda.

Puede que haya cierta relación entre el dolor de espalda y la dieta que seguimos. En un estudio se hacía referencia al hecho de que las arterias afectadas de ateroesclerosis —afección que es posible evitar con una dieta baja en grasas— no conducen suficiente sangre a la zona lumbar, lo cual afectaría a los discos de las vértebras, los músculos y los nervios.

Si sufre un ataque agudo de dolor de espalda, póngase hielo sobre la zona afectada lo más rápido posible. La manipulación quiropráctica también puede ser de gran ayuda. Y tenga presente que la mayoría de gente que padece fuertes dolores de espalda se recupera al cabo de un mes aproximadamente, con o sin tratamiento.

Un ojo amoratado

P:

Hace tres días me pusieron un ojo morado mientras jugaba a fútbol. La hinchazón está bajando, pero ¿qué más podría hacer para bajar el color de la moradura? ¿Existe alguna loción que acelere el proceso de curación y que elimine el círculo negro y la moradura que rodean mi ojo?

R:

Un ojo morado no es más que un gran cardenal que aparece en un lugar muy visible. Lo primero que debe hacer —supongo que ya lo habrá hecho— es ponerse hielo inmediatamente. El hielo disminuye la hinchazón y reduce la moradura.

También es posible acelerar el proceso de curación tomando el enzima bromelina de la piña. La bromelina puede conseguirse en cápsulas en tiendas de dietética. Esta sustancia es absorbida por el tracto digestivo y facilita la curación de los tejidos dañados. Puede tomar de 200 a 400 miligramos tres veces al día con el estómago vacío (no antes de dos horas después de haber comido). Hay gente que presenta reacciones alérgicas a la bromelina: si siente picores, deje de tomarla.

El árnica homeopática también puede ser una

buena idea, ya que ayuda al cuerpo a recuperarse más rápidamente de los golpes. Compre *Arnica montana* en una concentración 30x en cualquier tienda de dietética y deje que los comprimidos se deshagan bajo la lengua. (No los coja con la mano, viértalos en el tapón del bote y luego écheselos a la boca directamente.) Tómese 4 de golpe cada hora durante el primer día. El segundo día, baje a 4 comprimidos cada 2 horas. Siga el mismo tratamiento durante 4 o 5 días. También puede frotarse el moretón con tintura de árnica, evitando siempre que le entre en el ojo.

Mientras tanto, siga sonriendo y explique alguna historia cautivadora acerca de su aventura deportiva. ¡Otra opción sería que se pusiera gafas de sol!

Sangre en las heces

P:

Hace poco mi novio me contó que después de defecar, vio sangre en sus excrementos y en el inodoro. A él le da miedo ir al médico e insiste en esperar a ver si le ocurre de nuevo. Pero yo estoy preocupada. ¿A qué puede deberse?

R:

Hace bien informándose, aunque tal vez su novio tenga razón en lo de esperar a ver si le ocurre otra vez. Si tiene entre veinte y treinta años, puede haber muchas causas distintas, ninguna de ellas grave. La carne roja y las carnes tratadas pueden provocar la aparición de sangre en los excrementos, al igual que las hemorroides o las úlceras. También es posible que se trate de una infección en el colon llamada diverticulitis.

Las causas más frecuentes entre la gente joven suelen ser las hemorroides o algún tipo de fisura cerca del ano. También existe la posibilidad —en caso de que le duela— de que el tejido del recto esté inflamado debido a una enfermedad de transmisión sexual como la gonorrea o el herpes. Por lo general, cuando la sangre es de un color rojo brillante, suele proceder de alguna zona cercana al ano. La sangre procedente de la parte superior del aparato digestivo, como es el caso de las úlceras, suele ser más negra y de aspecto alquitranado. A veces se filtran pequeñas cantidades de sangre en el tracto gastrointestinal, que resultan invisibles o que permanecen «ocultas». Los médicos suelen usar un sencillo test de color para descubrir si hay sangre oculta en una pequeñísima muestra de las heces extraída tras un examen rectal. Esta prueba debería formar parte de cualquier revisión médica.

La gente mayor debe tener mucho cuidado con la aparición de sangre en sus excrementos, ya que puede ser un síntoma de cáncer de colon, por lo que siempre debe analizarse. El cáncer de colon tan sólo puede curarse si se detecta en sus primeras fases, de modo que es muy importante descubrirlo a tiempo. En dicho caso, lo más prudente sería hacerse una sigmoidoscopia. Un sigmoidoscopio es un tubo largo con una luz en un extremo que facilita a los médicos la observación de las paredes del colon, justo por encima del ano, pues es allí donde suele originarse el cáncer. Este instrumento permite detectar pólipos —tumores con forma de champiñón que pueden ser precancerígenos— y tumores malignos en formación. La colonoscopia, un procedimiento similar, aunque mucho más elaborado, también permite examinar todo el colon a través de un endoscopio de fibra óptica. Otros posibles síntomas de cáncer de colon que pueden acompañar la aparición de sangre en los excrementos son el cambio de forma y consistencia de los mismos, e incluso una alteración en los hábitos intestinales.

¿Cómo reducir el riesgo de cáncer de mama?

P:

¿Qué medidas concretas deben tomar las mujeres para reducir el riesgo de cáncer de mama? Se ha hablado mucho de que la lactancia ayuda a prevenirlo. ¿Podría darme algún consejo específico relacionado con la dieta o hacerme cualquier otra sugerencia? Gracias.

R:

El cáncer de mama es el resultado de una compleja interacción entre factores genéticos y ambientales. A pesar de que no conocemos todos los detalles acerca de su origen, podemos recomendar cambios en el estilo de vida que ayudan a reducir el riesgo de contraerlo. Algunas de estas recomendaciones tienen como objetivo disminuir la producción de estrógenos en el cuerpo, o bien limitar la exposición del mismo a estrógenos extraños. Dichas hormonas estimulan el crecimiento y la división de las células de las mamas, aumentando la probabilidad de una mutación maligna. Otras recomendaciones se centrarían en reforzar las defensas del cuerpo.

Las mujeres que empiezan a menstruar muy temprano tienen más posibilidades de contraer un cáncer de mama, al igual que aquellas que alcanzan la menopausia bastante tarde. Estas mujeres están expuestas a los estrógenos durante largos periodos de tiempo. Tener un hijo a una edad temprana y dar de mamar son dos factores que disminuyen el riesgo, probablemente porque de este modo se interrumpe el ciclo menstrual y se reduce el tiempo de exposición a los estrógenos. En estos temas tal vez no pueda hacer demasiado al respecto, pero lo que sí puede hacer son cambios en su dieta que disminuyan la presencia de estrógenos en el organismo.

Las grasas animales ayudan a aumentar el nivel de estrógenos en el cuerpo, mientras que se ha demostrado que las dietas bajas en grasas ayudan a evitar el cáncer de mama. La carne de animales criados con fines comerciales contiene residuos de las hormonas estrogénicas que se les administran con el fin de acelerar su crecimiento. Si su dieta es carnívora, tal vez debería ponerse en contacto con algún ganadero ecológico que le proporcione carne sin hormonas ni antibióticos. Los derivados de la soja como el tofu, el tempeh y el miso, están cargados de estrógenos débiles de origen vegetal y ayudan a reducir el riesgo de cáncer. Tal vez porque ocupan los receptores de los estrógenos, protegiéndolos de otros tipos de hormonas mucho más fuertes (como los contaminantes medioambientales). La col tiene componentes que bloquean la entrada masiva de estrógenos procedentes de otras fuentes. Un compuesto químico formado con sustancias de col, brécol, col rizada y otras crucíferas también podría ser de gran ayuda.

Por otro lado, el alcohol, incluso en pequeñas dosis, puede aumentar la producción de estrógenos en aquellas mujeres que ya son propensas.

Según un estudio, el ejercicio regular y moderado —unas cuatro horas a la semana— reduce el riesgo de cáncer de mama antes de la menopausia en un 58 por ciento de los casos. Los investigadores están convencidos de que reduce la producción de estrógenos. Después de la menopausia, el ejercicio sigue siendo recomendable para perder grasa, otro de los factores que influyen en el nivel de estrógenos.

Así pues, es muy importante que tengamos presente la necesidad de proteger nuestra salud y el bienestar de nuestro organismo. Haga ejercicio con regularidad. Disminuya el tiempo de exposición a los contaminantes estrogénicos medioambientales siguiendo una dieta equilibrada. Limite muy especialmente la ingestión de carne procedente de animales criados en granjas, los productos lácteos y huevos. Coma mucha fruta, verduras, alimentos derivados de la soja y mucha fibra para tener el nivel de estrógenos bajo control y proteger sus genes de cualquier mal. Tome también antioxidantes para evitar mutaciones nocivas y proteger su sistema inmunitario.

Si cree que forma parte de un grupo de alto riesgo, ponga dos cucharaditas de harina de linaza (semillas de lino molidas) en los cereales o en el zumo cada mañana. La linaza reduce el ritmo de crecimiento de los tumores en las ratas y disminuye el riesgo de contraer cáncer.

Finalmente, cabe destacar que el papel de los factores psicológicos no queda del todo claro por lo que al cáncer de mama se refiere. La tristeza y la depresión pueden llegar a destruir las defensas, permitiendo que el cáncer evolucione mucho más deprisa. Pero dudo que tengan un papel decisivo en la aparición del cáncer. Las mujeres que padecen esta enfermedad «no se provocaron cáncer» por fracasos emocionales.

Tratamientos alternativos para curar el cáncer

P:

¿Conoce algún centro de confianza donde realicen terapias alternativas contra el cáncer?

R:

No existe un único tratamiento válido contra el cáncer. Y, por desgracia, tampoco existe ninguna alternativa mágica.

Ante todo, yo determinaría el tipo de ayuda que se necesita. Michael Lerner ha escrito un libro fantástico llamado *Choices in Healing* [Elecciones en la curación], en el que habla sobre la combinación de tratamientos convencionales con alternativos. Tal y como Lerner recomienda, es muy importante tener en cuenta tres factores: la credibilidad de la terapia propiamente dicha, el carácter del terapeuta o del médico, y la calidad del servicio en el centro escogido. Yo le pediría que tuviera en cuenta también los gastos que supone y la viabilidad de acudir a uno de estos centros. El libro de Lerner incluye un apéndice en el que describe algunas terapias al detalle y menciona los nombres de algunos de los mejores especialistas.

Si el cáncer se desarrolla muy rápidamente, vale

la pena correr el riesgo que suponen la quimioterapia o la radiación. Si decide someterse a las terapias convencionales, busque a alguien que le aconseje sobre nutrición: los suplementos dietéticos y las técnicas mentales y corporales aumentan la eficacia de dichas prácticas y reducen su toxicidad. La mayoría de centros de cáncer alternativos siguen este método.

Si decide no seguir las terapias convencionales, primero necesitará comparar y evaluar el porcentaje de éxito de otros tratamientos. Algunos centros siguen terapias rechazadas por las instituciones médicas a pesar de que la mayoría de su personal son doctores en Medicina. No conozco ningún tratamiento que haya tenido un éxito continuado, aunque existen casos bien documentados sobre personas a las que les han funcionado a la perfección regímenes alternativos.

Dos de los médicos más interesantes dentro de este campo son Nicolas González, de Nueva York, y Stanislaw Burzynski, de Houston, Texas, ambos doctores en Medicina. El doctor González practica una versión actualizada de una compleja terapia nutricional desarrollada por William D. Kelley, un dentista de Texas. Este tratamiento se basa en dietas sumamente personalizadas: muchas vitaminas, minerales, suplementos de enzimas y desintoxicación a través de enemas de café. El doctor Burzynski ha centrado su trabajo en los antineoplásticos y las moléculas péptidas extraídas de los péptidos que descubrió en la orina humana. Existe una gran controversia acerca de la eficacia de esta carísima terapia. De hecho, hace poco el Gobierno llevó a juicio a Bruzynski para determinar si era o no culpable de violar la normativa federal por recomendar un tratamiento no autorizado contra el cáncer. El juicio terminó con el jurado en desacuerdo.

Los métodos que se siguen en la mayoría de estas clínicas son muy caros y, obviamente, el seguro no los cubre. Sería conveniente que la clínica a la que quiera ir le pusiera en contacto con gente que ya haya estado allí. Si se negaran, yo recelaría. Ante todo, considere el éxito obtenido por su médico en casos como el suyo. Aun así, yo también pediría la opinión de otros especialistas, enfermeras y asistentes médicos residentes en la clínica.

Afectado por el síndrome del túnel carpiano

P:

Escribir con un teclado durante mucho tiempo me ha provocado el síndrome del túnel carpiano. En un principio me recetaron un antiinflamatorio que me provocó problemas de estómago, gastritis y síndrome del intestino irritado. Después de dos años haciendo todo tipo de pruebas y visitando doctores que se limitan a decirme que tendré que cargar con ello durante toda la vida, me he cansado. ¿Qué me recomienda?

R:

Si escribe especialmente rápido o pasa muchas horas al día ante el teclado, los tendones que mueven los dedos pueden llegar a inflamarse. Existe un pequeño túnel formado por tejidos ligamentosos situado en la base de la palma de la mano por el que pasan todos los tendones y un nervio muy importante que van desde el brazo hasta la mano. Justo ahí es donde la inflamación y la presión pueden llegar a ser bastante dolorosos e irritantes, provocando el llamado síndrome del túnel (o canal) carpiano.

El tratamiento más efectivo que conozco es la

vitamina B_6 (piridoxina), en dosis de 100 miligramos dos o tres veces al día. Con esta dosis, la piridoxina no actúa como vitamina B, sino que funciona como un agente natural terapéutico que alivia las lesiones del nervio provocadas por compresión. Tenga mucho cuidado con las dosis mayores de 300 miligramos al día, ya que pueden provocar efectos extraños e incluso lesiones en el nervio. Si empieza a notar cierto entumecimiento, deje de tomarla. (Un estudio muy conocido, realizado por la Universidad de Michigan, advertía sobre la posibilidad de intoxicar el nervio con la vitamina B_6 y animaba a la gente a dejar de tomarla en casos como el descrito. Yo no estoy de acuerdo.)

Para aliviar el dolor de una forma rápida, lo mejor es aplicar gel de árnica, disponible en tiendas de dietética o en farmacias. También puede envolverse las muñecas con bolsas llenas de hielo (las bolsas de guisantes congelados funcionan igual de bien); si sigue este método durante cinco minutos cada pocas horas los días que más le duele, el dolor y la inflamación pueden bajar. Puede que el jengibre, haga que baje la inflamación y, seguramente, la acupuntura también puede proporcionar un alivio sintomático.

Lo más importante a tener en cuenta cuando se padece este mal es idear nuevas formas de reducir el tiempo de trabajo ante la máquina de escribir o el ordenador. Si no reduce el esfuerzo de sus muñecas, difícilmente llegará a notar alguna mejoría a largo plazo. Así pues, está claro que debe escribir mucho menos y, además, estudiar la forma de no golpear con tanta fuerza el teclado.

Todavía hay un par de cosas más que puede hacer. Levántase de tu asiento cada hora y haga ejercicios de estiramiento durante unos minutos. Los músculos de sus muñecas están conectados a los brazos, los hombros y el cuello. No descuide estas zonas, ya que el estiramiento y la relajación de los hombros, del cuello y la espalda pueden aliviar la tensión que sufre en las muñecas. Conozco a gente que ha encontrado la solución en los masajes profundos o Rolfing. También debe considerar la posibilidad de que algún estrés emocional en el trabajo le provoque tensión en todo el cuerpo, lo que le haría mucho más susceptible de sufrir lesiones.

La postura ante el teclado es fundamental. Siéntese en una posición erguida, con el cuerpo algo inclinado hacia delante. Los pies planos en el suelo o inclinados cómodamente sobre un reposapiés. Un teclado ajustable permite cambiar la posición de las manos a voluntad y ayuda a mantener las muñecas rectas, con los antebrazos horizontales, formando un ángulo recto con la parte superior del brazo. Los codos deberían quedar a ambos lados del cuerpo en una posición relajada. Cada cierto tiempo, ladee la cabeza con suavidad a izquierda y derecha y mueva los hombros dos veces hacia delante y dos hacia atrás. Apriete el puño y luego separe los dedos uno a uno tanto como pueda. Vuelva a cerrar los puños y haga rotar ambas muñecas un ratito en cada dirección.

También puede probar con un teclado nuevo. Cada marca tiene un tacto y una anchura de tecla diferente, por lo que seguro que encontrará alguno con el que se sienta mejor que con los demás. Encontrar un teclado dividido le ayudará a mantener las manos y los brazos en un ángulo mucho más natural. También existen teclados con teclas cóncavas, con los componentes separados como un acordeón y de muchas otras formas. Yo todavía no los he probado, pero tal vez usted quiera hacerlo.

¿Se ha resfriado?

P:

Me he gastado un dineral comprando toda clase de medicamentos sin receta para curar el resfriado. Algunas veces camuflan los síntomas, pero nunca me hacen sentir realmente recuperado. ¿Tiene alguna sugerencia?

R:

Tiene toda la razón. La mayoría de esos productos no curan, se limitan a reducir temporalmente las mucosidades y los dolores de cabeza. Hace poco me enteré de que se venden muchos más medicamentos para curar resfriados comunes que para cualquier otra enfermedad. La verdad es que no me sorprende mucho. A lo largo de los años, he coleccionado medicamentos para el resfriado y he usado a mi familia y a mí mismo como conejillos de indias. Esto es lo que funciona mejor según mi investigación:

Tome vitamina C para prevenir los resfriados, 2.000 miligramos tres veces al día. Debería empezar ahora mismo.

Tan pronto como note los síntomas de resfriado, trague dos dientes (no cabezas) de ajo crudo. Confíe en mí. No podrá besar a nadie durante un buen rato, pero el ajo tiene poderosos efectos antibióticos. Córtelo a trocitos y mézclelo con la comida, o bien tráguelo en trozos grandes como si fueran pastillas.

También puede tomar *Echinacea purpurea* (u otras de la misma familia) tan pronto como note el primer indicio de catarro o gripe, como, por ejemplo, la garganta irritada o dolor de espalda. Ponga unas gotas de tintura en un vaso con un poco de agua caliente (o té) unas cuatro veces al día. La mitad si se trata de niños.

Pruebe a tomar pastillas de gluconato de zinc o de acetato de zinc, ya que, según un estudio reciente, pueden reducir la duración del resfriado a la mitad.

Finalmente, beba esta infusión tan fuerte de raíz de jengibre para aliviar la congestión nasal y de pecho, el malestar y los resfriados. Esta es la receta:

Ralle unos dos centímetros de raíz de jengibre pelada. Póngala en un cazo junto con 2 tazas de agua fría, deje que hierva y luego baje el fuego y cuézalo a fuego lento durante 5 minutos. Añada media cucharadita de pimentón picante (aproximadamente) y manténgalo a fuego lento un minuto más. Sáquelo del fuego. Añada dos cucharadas grandes de zumo fresco de limón, un poquito de miel para dar sabor y uno o dos dientes de ajo triturados. Deje que se enfríe lentamente y, si quiere, páselo por el colador.

Luego métase en la cama y beba tanto como quiera. Espero que se recupere.

¿Le están volviendo loco las ladillas?

P:

¿Pueden transmitirse las ladillas en una sauna? Le aseguro que no he mantenido relaciones sexuales en los últimos seis meses. Pero, no sé cómo, he cogido ladillas y ahora me da vergüenza ir al médico. Seguramente no me creería.

R:

Para empezar, la vergüenza nunca debería impedirle visitar al médico. No forma parte de nuestro trabajo juzgar a la gente y, además, los médicos ya han visto de todo. ¡Se lo digo por experiencia! Si su médico le hace sentir avergonzado, entonces es que se ha equivocado de médico.

El contacto sexual es el modo más común de transmisión de las ladillas, aunque también existen muchas otras formas de contagio. Puede ocurrir si comparte la ropa, la cama e incluso las toallas con alguien infectado. En cualquier caso, la temperatura de la sauna dificulta tanto la supervivencia de las crías como la posibilidad de que salten de una persona a otra, por lo que, francamente, me inclino más a pensar en otro tipo de contagio.

Hace muchos años, un amigo mío me contó

que una vez tuvo un invitado en casa que compartía las mismas toallas que el resto de la familia (una pareja y sus tres hijos adolescentes). Por desgracia, el invitado tenía ladillas, por lo que, en poco tiempo, infectó a toda la familia. De modo que, con discreción, decretaron el estado de «emergencia sanitaria», iniciaron un tratamiento, limpiaron toda la casa y echaron al invitado a la calle. Las ladillas son muy parecidas a cangrejos diminutos. Una vez instaladas en el cuerpo, se cuelgan entre dos pelos, meten su cabeza bajo la piel y empiezan a alimentarse de la sangre. Las ladillas sujetan sus diminutos huevos blancos a los pelos. Las picaduras y los movimientos de estos parásitos provocan fuertes picores e irritaciones. No hacen falta demasiadas ladillas para crear un gran malestar. Y se reproducen muy rápidamente.

El método que se sigue para librarse de las ladillas es el mismo que se sigue contra los piojos. Un preparado muy popular en Estados Unidos está compuesto por un 1 por ciento de lindano, aunque es tan tóxico para la gente como para las ladillas. El lindano, de la familia del DDT, es fácilmente absorbido por la piel y puede afectar al sistema nervioso central. Es mejor que use productos nuevos y más seguros como las cremas limpiadoras que contienen un 1 por ciento de permetrina. La permetrina es la versión sintética de la piretrina, un insecticida natural que se extrae de una planta llamada pelitre. También puede usar un insecticida de piretrina.

El neem, sacado de un árbol de la India, es otra

alternativa natural. Puede encontrarlo en tiendas importantes de jardinería. Otra opción sería usar el tratamiento adaptado a la zona del pubis recomendado por Kathi Keville en su libro *Herbs for Health and Healing* [Hierbas para la salud y la curación]:

6 centilitros de aceite vegetal
20 gotas de aceite de esencia de árbol de té
10 gotas de aceite de esencia de romero, 10 de lavanda y 10 de limón

Mezcle todos los ingredientes y primero haga una prueba en la parte interior del codo durante unas horas. Si no nota ningún signo de irritación, entonces puede aplicarlo tranquilamente sobre el vello púbico en seco. Cubra toda esa zona con un envoltorio de plástico y luego tápela con una toalla durante una hora. Pasado ese tiempo, aplique champú sobre el vello para quitar el aceite, aclárelo y vuelva a lavarse con champú y a aclararse de nuevo. Probablemente tendrá que repetir esta operación pasada una semana para librarse definitivamente de las posibles larvas incubadas.

Sobre todo no olvide lavar las toallas, las sábanas y la ropa susceptible de estar contaminada. ¿No querrá volver a infestarse, verdad?

¿Qué hacer con los dolores menstruales?

P:

¿Hay algún modo de evitar los calambres que sufro durante el periodo que no sea tomar analgésicos?

R:

Dos tercios de las mujeres sufren calambres durante la menstruación. Hasta hace un par de décadas, el dolor menstrual era considerado como un «problema psicológico femenino» creado por las mismas mujeres. Pero a finales de los setenta los investigadores descubrieron una hormona llamada prostaglandina F_2 alfa que se liberaba cuando se desprendía el endometrio, provocando espasmos y dolores en el útero.

Regular la cantidad de PGF_2 alfa que se libera es posible gracias a ciertas medidas nutricionales como, por ejemplo, una dieta baja en grasas y rica en hidratos de carbono. Evite los productos lácteos y reduzca la ingestión de carne y huevos. Evite los fritos y los alimentos preparados. Lo más importante es que se asegure de que toma suficientes ácidos grasos esenciales. Ante la presencia de muchos ácidos grasos esenciales, el organismo producirá menos cantidad de PGF_2 alfa y más cantidad de otra hormona que, contrariamente a ésta, ayuda a prevenir los dolores menstruales. Un estudio demostró que las mujeres que tomaban 1,8 gramos de ácidos grasos omega-3 en cápsulas de aceite de pescado dos veces al día durante dos meses sufrían menos calambres, náuseas y dolores de cabeza. Con este método tomaban la mitad de aspirinas. También sé de otras mujeres que afirman que el aceite de la *Oenothera biennis* (onagra o hierba del asno), funciona a las mil maravillas para este mismo fin, tomando dos o tres cápsulas de 500 miligramos dos veces al día.

En su *Guía de salud para la mujer*,* Christiane Northrup, doctora en Medicina, recomienda una serie de suplementos que la ayudarán a prevenir los dolores menstruales: 100 miligramos de vitamina B_6 cada día, 50 UI de vitamina E (en forma de d-alfa tocoferol) tres veces al día, y 100 miligramos de magnesio tres veces al día. Durante el periodo de menstruación, sugiere tomar 100 miligramos de magnesio cada dos horas para aliviar el dolor.

Existen varios remedios tradicionales muy efectivos contra los dolores menstruales, por ejemplo la infusión de hojas de frambuesa, que no es tóxica, por lo que puede tomar tanto como quiera. Una hierba llamada bola de nieve (*Viburnum opulus*), de procedencia europea, es otro remedio aún más fuerte. La dosis recomendada es una gota de tintura disuelta en tanta agua caliente como vaya a tomar.

* De próxima aparición en Ediciones Urano.

Yo también probaría la acupuntura. Hay gente que afirma que ciertos puntos de presión ayudan, como es el caso del situado en la muñeca, que se usa para aliviar las náuseas, o el situado en la parte interior del pie, tan usado por los reflexólogos.

El hecho de fumar también está relacionado con el dolor menstrual. Y tampoco olvide lo mucho que el estrés puede influir. Intente reducir el estrés en su vida y practique técnicas de relajación como la meditación o el yoga.

Para encontrar mayor alivio, póngase una bolsa de agua caliente sobre el abdomen. Y pruebe a darse masajes con el aceite para los dolores menstruales recomendado por Kathi Keville en *Herbs for Health and Healing*:

60 gramos de aceite de hipéricon *(Hypericum perforatum)*

8 gotas de cada uno de los aceites esenciales de lavanda, mejorana y manzanilla

Mezcle los ingredientes y aplíquelos a cualquier tipo de dolor muscular.

¿Cómo combatir la depresión sin medicamentos?

P:

¿Cuáles son las alternativas a los antidepresivos convencionales y a las terapias de electroshock? He probado todas las terapias médicas habidas y por haber —exceptuando el electroshock— y aun así sigo sufriendo repetidos episodios espontáneos de depresión. ¿Existe algún tratamiento alternativo que ponga fin a este ciclo ascendente?

R:

Tan sólo confío en dos tratamientos alternativos para la depresión. El primero es practicar ejercicios aeróbicos, que es una solución a largo plazo. Deberá practicar duros ejercicios aeróbicos durante un mínimo de 30 minutos cinco veces a la semana, y ser consciente de que tendrán que pasar varias semanas antes de que note alguna mejoría. Estos ejercicios son tanto una medida preventiva como un tratamiento.

La segunda alternativa es un tratamiento basado en una hierba llamada hipéricon (*Hypericum perforatum*). El hipéricon se usa mucho en Alemania para tratar depresiones ligeras o moderadas y para las alteraciones del sueño. Tome 300 miligramos de extracto estándar, con un mínimo de 0,125 por ciento de hipericina tres veces al día. Al igual que en el primer caso, deberá esperar varios meses antes de notar todos sus efectos.

Ciertos cambios en la dieta pueden ser fundamentales. Intente comer menos proteínas y grasas y más féculas, fruta y verduras. Haga la prueba con la siguiente fórmula de vitaminas y aminoácidos cuyos ingredientes puede encontrar en tiendas de dietética. Lo primero que debe hacer por la mañana es tomarse 1.500 miligramos de DL-fenilalanina (DLPA, un aminoácido), 100 miligramos de vitamina B_6 y 500 miligramos de vitamina C, con una pieza de fruta o un zumo. No coma nada hasta pasada una hora. (El DLPA puede ser nocivo para los que sufren de hipertensión arterial, por lo que es muy importante seguir la fórmula con precaución si es ese el caso y empezar con una dosis de 100 miligramos al tiempo que controla la presión.) Al anochecer, tómese otros 100 miligramos de B_6 y más vitamina C.

Según dice, ha probado gran variedad de medicamentos para combatir la depresión. Considero que la nueva generación de antidepresivos, incluyendo el Prozac, el Zoloft y el Praxil son menos tóxicos y mucho más eficaces que los antiguos medicamentos. Conocidos, como grupo, bajo el nombre de inhibidores selectivos de la reabsorción de serotonina, interactúan con el mecanismo que regula los neurotransmisores de la serotonina instalado en el cerebro. De todos modos, lo mejor es ir con cuidado con estas drogas, ya que los fabricantes pretenden hacernos creer que nadie puede llevar una vida normal sin ellas.

Asegúrese de que no toma ningún medicamento que contribuya a la depresión, por ejemplo, antihistamínicos, tranquilizantes, sedantes y narcóticos. Las llamadas drogas «sociales», como el alcohol y el café, también pueden empeorar el estado de depresión.

También menciona el electroshock o terapia de electroconvulsión. Este método se utiliza como último recurso en casos de depresión profunda. Funciona, pero esperemos que nunca llegue al extremo de pensar en él como la única solución.

Los psiquiatras tienden a considerar los problemas mentales como fruto de algún tipo de trastorno químico en el cerebro; de ahí que pongan énfasis en las drogas. Yo creo que son estos trastornos los que generan los cambios químicos en el cerebro, por lo que me inclino más por otro tipo de tratamientos. Los psicólogos budistas conciben la depresión como la consecuencia necesaria de la búsqueda de estímulos. Aconsejan fomentar un equilibrio emocional en nuestras vidas, evitando el deseo de momentos álgidos que luego tan sólo nos hacen lamentar los bajones que siguen. Mi receta se basa en la meditación diaria, ya que ésta representa el mejor modo de llegar a la raíz del problema para resolverlo.

La verdad acerca de la endometriosis

P:

¿Podría recomendar alguna dieta especial para las mujeres que padecen endometriosis? ¿Cree que es una enfermedad autoinmune?

R:

Desconozco la raíz del problema de la endometriosis. Nadie la conoce. Es una enfermedad muy poco conocida, por lo que los tratamientos tan sólo ayudan parcialmente. Los síntomas pueden ser debilidad o tan sólo molestias: fuertes calambres, menstruación dolorosa, gases intestinales y, algunas veces, depresión. El hecho es que hay un tejido muy similar al del revestimiento del útero (endometrio) que crece en cualquier parte del cuerpo: la cavidad abdominal, los intestinos, los ovarios o la pared abdominal. Así pues, al igual que en las paredes del útero, este tejido sufre cambios hormonales a lo largo del mes para luego desprenderse y sangrar. La sangre en la pared abdominal provoca fuertes inflamaciones que pueden llegar a ser muy dolorosas. En algunas mujeres, las consecuencias se traducen en profundas cicatrices y en disfunciones de los órganos. La endometriosis se asocia muy a menudo con la infertilidad, a pesar de que no se ha demostrado la existencia de una relación directa.

La endometriosis no conduce necesariamente a daños en la pelvis ni es causa de infertilidad. Algunas veces resulta muy difícil localizarla, aunque cada vez más los médicos constatan que es muy común, ya que entre un 2 y un 50 por ciento de las mujeres con el periodo viven con ello. De este modo, los expertos actualmente consideran que la endometriosis moderada puede ser algo completamente normal y que no precisa tratamiento. De hecho, algunos estudios indican que, en muchos casos, ni crece ni resulta más nociva con el paso del tiempo.

La teoría más popular acerca de la endometriosis se basa en la idea de que el flujo menstrual retrocede y sube a través de las trompas de Falopio hasta llegar a la zona de la pelvis. Una vez allí, parece que el tejido desechado se implanta y empieza a crecer nuevamente. La hipótesis que menciona, es decir, que el sistema inmunitario comete errores y no destruye las células endometriales o alienta el crecimiento de las mismas, es una de las más recientes. Las mujeres con endometriosis dolorosa suelen crear anticuerpos contra su propio tejido, de ahí que se denomina autoinmune.

A menudo se afirma que el embarazo protege de la endometriosis, pero estudios recientes han descubierto que no existe ningún tipo de diferencia en cuanto a la incidencia entre las mujeres que han estado embarazadas y las que no. Está claro que en esta enfermedad las hormonas desempeñan un papel sumamente decisivo, de ahí que el mejor tratamiento sea una terapia hormonal. En cualquier caso, le aconsejaría reducir la toma de estrógenos de origen desconocido, como es el caso de las carnes tratadas. Consuma alimentos derivados de la soja como tofu, tempeh y miso, ya que son ricos en estrógenos vegetales que pueden cerrar el paso a otros tipos de estrógenos mucho más fuertes. Reduzca las grasas en su dieta. Limite el consumo de alcohol. Asegúrese de tomar alimentos nutritivos y coma mucha fibra. Haga ejercicio regularmente. Y elimine los lácteos de su dieta. Pruebe todo esto durante un mes y observe si disminuye el dolor.

El estrés también puede empeorar la situación. Tanto la visualización como la hipnoterapia o la medicina china pueden ser de gran ayuda. Otra opción es consultar a un especialista en hierbas medicinales. La doctora Christiane Northrup escribió un capítulo estupendo acerca de la endometriosis en su *Guía de salud para la mujer.* Ella sugiere tomar un compuesto a base de vitaminas del grupo B y de magnesio (unos 50 miligramos de cada una de las vitaminas B y de 400 a 800 miligramos de magnesio), y seguir una dieta baja en grasas y rica en fibra.

Ayuda contra la halitosis

P:

Estoy muy interesado en saber cuáles son las causas y los remedios naturales para el mal aliento.

R:

El principal causante del mal aliento es una bacteria que crece en la lengua y, algunas veces, en las encías. Hay un par de formas muy sencillas para solucionar este problema. Lo primero que debe hacer es probar un raspador de lengua. Es un instrumento metálico que se usa para raspar la lengua una o dos veces al día y ayuda a eliminar las bacterias. Lo segundo es cepillar la lengua con un dentífrico germicida cuando se cepilla los dientes. Tan sólo debe cepillarla durante unos 30 segundos, después de haber terminado con los dientes, tratando siempre de cepillar también el dorso de la lengua, lo cual precisa cierta práctica.

Un producto que funciona muy bien es el dióxido de cloro, componente de muchos de los dentífricos más comunes. También puede ir a una tienda de dietética y comprar un dentífrico que contenga aceite de árbol del té, un extracto sacado de las hojas de la *Melaleuca alternifolia*, de origen australiano. El aceite del árbol de té es un desinfectante muy seguro y poderoso que tiene un olor parecido al eucalipto.

Para problemas de mal aliento temporales —digamos que vuelve al trabajo después de haber tomado un almuerzo cargado de ajo y cebolla— pruebe a mascar un trocito de perejil o semillas de hinojo, que refrescarán su aliento y serán un agradable postre para su almuerzo. Procure evitar productos como los inhaladores; contienen aspartamo.

El mal aliento se asocia muy a menudo con enfermedades de la encía. Compruebe que no tenga marcas o signos de irritación o inflamación. Si tiene algún problema, coménteselo a su dentista (seguramente le recomendará algún periodontista). El mal aliento permanente puede ser síntoma de algún tipo de enfermedad crónica, generalmente relacionada con el hígado o los riñones. Si el problema es crónico, su aliento tendrá un olor característico. Los problemas de hígado provocan un olor moderado; una infección grave de bronquios provocará un olor pésimo. La sinusitis o las inflamaciones en las fosas nasales también pueden ser causa de mal aliento.

Yo no haría demasiado caso a los enjuagues bucales como Scope o Listerine. Estas fórmulas germicidas pueden ayudar, aunque, generalmente, no penetran en las hendeduras de la lengua, por lo que me inclino más por el método de cepillarla.

¿Qué puedo hacer contra los talones secos y agrietados?

P:

La piel de mis talones está seca y agrietada. Sigo una dieta vegetariana muy sana y froto mis talones con piedra pómez para exfoliar la piel muerta. ¿Son las grietas síntoma de alguna otra cosa? ¿Me podría sugerir algún tratamiento?

R:

El problema de los talones secos es justamente eso: que están secos. Es algo muy común, sobre todo en los países de clima seco, aunque también depende de la estación del año. Para mí, que estoy en el desierto, representan un serio problema, ya que las grietas pueden ser muy dolorosas si se llenan de suciedad o si se hacen muy profundas.

Normalmente, si se pone calcetines evitará la deshidratación de los talones y facilitará que las grietas desaparezcan. Lo malo es que a mí me gusta ponerme sandalias y andar descalzo. De ahí que sea una batalla continua.

La clave para solucionar este problema es encontrar el modo de mantener las grietas siempre limpias. De momento, lo único que he encontrado que funciona contra las grietas es el pegamento acrílico instantáneo. Parece una locura, pero póngase una o dos gotas sobre las grietas limpias y luego presione ambos lados para unirlos. El pegamento une la piel y permite que el proceso de curación se desarrolle rápidamente, a menudo durante la noche. Este método también funciona con las grietas en las puntas de los dedos de la mano.

Otra posibilidad sería ir a un pedicuro, que cuidará con profesionalidad sus pies. Puede darse baños, raspar la piel muerta e incluso pintarse las uñas de los pies, si le gustan este tipo de cosas.

También puede aplicarse tanta crema hidratante como le sea posible sobre los talones y los pies. El agua elimina la crema hidratante al evaporarse de la piel; el aceite protege, pero no hidrata. De modo que combine ambos procedimientos.

Cualquier cosa que estimule la circulación también es buena: una sauna y luego un baño de agua fría alternada con chorros de agua caliente.

Curar las hemorroides

P:

Soy una de esas personas que tienen un trabajo de oficina, que toman infinidad de vuelos y que a menudo sufren de hemorroides. ¿Podría sugerirme algún remedio alternativo que no fueran los típicos medicamentos de venta libre?

R:

Las hemorroides son venas dilatadas que aparecen alrededor del ano y que pueden llegar a inflamarse, provocando picor, dolor y hemorragias. Son algo totalmente normal; de hecho, todo el mundo las tiene o las ha tenido en algún que otro momento. El dolor puede llegar a ser muy intenso. Estar sentado durante mucho tiempo, el estreñimiento y los ingredientes irritantes presentes en la dieta son algunas de las causas más frecuentes. El embarazo también. Asimismo, el estrés suele provocar hemorroides. Los alimentos irritantes incluyen especias fuertes como la pimienta roja y la mostaza, y bebidas como el café, el café descafeinado y el alcohol. Procure evitarlos, al igual que al tabaco.

El estreñimiento puede combatirse comiendo mucha fibra. Una dieta vegetariana sería muy buena ayuda. También puede tomar cáscaras de semilla de zaragatona (*Plantago psyllium*) en cualquiera de las formas disponibles en las tiendas de dietética o farmacias. O la *trifala*, una mezcla de hierbas procedente de la tradición ayurvédica, que constituye un excelente regulador intestinal y que está disponible en forma de cápsulas en las tiendas de dietética. Siga las instrucciones del prospecto y beba mucha agua, más de la que crea que necesita.

Un tratamiento natural y calmante para las hemorroides es el anticuado baño de asiento. Siéntese durante unos quince minutos, varias veces al día, en una bañera llena de la suficiente agua caliente para cubrir la zona anal. Aplique con frecuencia gel de *Aloe vera* sobre la zona afectada. En vez de papel higiénico seco, que irrita las venas, use agua de hamamelis para limpiar la zona anal después de cada movimiento intestinal. Puede encontrar el agua de hamamelis en farmacias. Sólo tiene que humedecer el papel higiénico con ella. También existen variantes como el papel higiénico ya hidratado.

Para terminar, le contaré dos remedios chinos que corrigen los desequilibrios que provocan las hemorroides: comer una naranja tres veces al día o dos plátanos justo después de despertarse por la mañana.

Remedios para el herpes

P:

¿Qué me recomienda para curar el herpes genital? He probado el Aciclovir, y me he dado cuenta de que éste se limita a interrumpir la actuación del virus pero no hace nada para sanar el cuerpo. También he tomado L-lisina tres veces al día con bastantes buenos resultados. Y ya que estoy en ello: ¿tiene alguna sugerencia para curar el herpes de los labios?

R:

Tal y como ha podido comprobar, el Aciclovir no es nada aconsejable. Es caro, puede provocar efectos secundarios y tan sólo camufla los síntomas sin llegar a corregirlos. La L-lisina es un aminoácido presente en muchos alimentos que merece ser probada, ya que inhibe la reproducción del virus del herpes. Yo recomiendo tomar de 500 a 1.000 miligramos al día, con el estómago vacío. Puede reforzar el efecto de la L-lisina evitando alimentos como las nueces, las semillas, los guisantes o el chocolate. Según mi experiencia, la L-lisina es mucho más efectiva con los herpes orales que con los genitales.

Podría experimentar con otro tipo de productos naturales: algas rojas marinas (de la familia de las *Dumontiaceae*), que se comercializan en Estados

Unidos bajo el nombre de Intracept Pro (fabricadas por In Life Energy Systems). Según pruebas de laboratorio, el uso de las algas rojas marinas inhibe el virus del herpes, aunque todavía faltan pruebas definitivas para el ser humano.

Mucha gente ha visto cómo le desaparecía el herpes después de experimentar cambios en su estilo de vida y en su actitud mental. Otros han notado una disminución muy significativa en el número de manifestaciones del mismo, después de asimilar visualizaciones y afirmaciones mentales que sostienen que el virus será bienvenido al cuerpo siempre que esté en estado de letargo. Sin duda, es posible vivir en equilibrio con dichos organismos aunque no pueda deshacerse de ellos.

¿Tiene hipo?

P:

¿Qué es lo mejor para deshacerse del hipo?

R:

El hipo es un espasmo del diafragma que va seguido de un súbito cierre de la glotis (la apertura entre las cuerdas vocales) que, por un momento, impide la entrada de aire. Lo suelen provocar el estrés, las emociones, una irritación de estómago, toxinas, cambios de temperatura, entre otras causas. La raíz del problema es la irritación de los nervios frénicos situados a lo largo de la columna; estos nervios son los que controlan el diafragma.

En algunos casos el hipo desaparece en tan sólo unos minutos, pero en otras ocasiones puede tardar bastante. La persona que lo sufrió durante más tiempo fue un criador de cerdos de Estados Unidos que tuvo hipo desde 1922 hasta 1987.

El hipo puede resistirse al método más ingenioso, por lo que siempre es bueno tener varias opciones en mente. Puede hacer el pino, tragar hielo triturado, comer pan seco o beber un vaso de agua sin respirar. Otro remedio es beber a pequeños sorbos una infusión de jengibre con miel durante diez minutos. Hay gente que asegura que si pones una cuchara con azúcar o miel en el dorso de la lengua y te lo vas tragando poco a poco, el hipo desaparece. Un remedio que nunca he tenido la ocasión de probar consiste en beber un vaso de agua con una cuchara en su interior y lograr, mientras se bebe, que el extremo de la cuchara toque una oreja. Otro método es pedirle a un amigo que te dé un susto para así recuperar una respiración regular.

Mi método favorito es respirar dentro de una bolsa de papel manteniendo dentro tanto la boca como la nariz. Esta práctica aumenta el nivel de dióxido de carbono en la sangre y calma los nervios frénicos y el diafragma. (No use bolsas de plástico, pueden pegarse a los orificios nasales.) Respire dentro de la bolsa hasta que el hipo desaparezca o hasta que se sienta incómodo.

¿Qué se sabe de la urticaria?

P:

Me sale urticaria cuando aumenta la temperatura de mi cuerpo. ¿Cuál es el motivo? Me salen salpullidos que me producen un profundo picor. ¡Ayúdeme, por favor!

R:

Su sistema histamínico es inestable. La histamina es una substancia que modifica la respuesta biológica y que se libera en casos de inflamación o reacción alérgica. La urticaria es algo muy común, alrededor de un 20 por ciento de la gente la sufre en alguna que otra ocasión. Todavía le queda un largo camino por recorrer antes de saber qué es lo que provoca esos bultos y salpullidos que producen tanto picor. En algunos casos el causante es el estrés; en otros, ciertos alimentos, y también los cambios de temperatura que usted describes. En tres cuartas partes de los casos, la reacción desaparece al cabo de unos ocho meses. Como mucho, la reacción desaparece al cabo de un par de años.

La medicina convencional no es de gran ayuda en estos casos. Yo le recomendaría que siguiera un tratamiento de quercitina. La quercitina es un bioflavonoide derivado del trigo sarraceno y de los cítricos. Actúa como estabilizador de las membranas de las células que liberan la histamina, manteniendo bajo control las inflamaciones y las reacciones alérgicas. Los productos con quercitina se encuentran en tiendas de dietética. La mejor manera de tomarlos es en forma de comprimidos de 400 miligramos dos veces al día después de cada comida.

Un baño de agua mezclada con harina de maíz o harina de avena coloidal ayuda a calmar el picor. En las farmacias se encuentra un preparado para baño a base de harina de avena que resulta muy eficaz. También puede optar por incluir ajo, cebolla, regaliz y manzanilla en su dieta, ya que contribuyen a disminuir la producción de histamina.

Recuerde que los cambios emocionales y el estrés son grandes detonantes de la urticaria: existe una importante relación entre la mente-cuerpo y el sistema histamínico. Yo le recomendaría visitar a un hipnoterapeuta o seguir una terapia de visualización, pues pueden ser de gran ayuda.

¿Qué hacer con los sofocos?

P:

He probado todo tipo de hierbas y no he hallado la combinación adecuada para librarme de los sofocos. Estoy desesperada. ¿Puede ayudarme?

R:

Es interesante comprobar cómo la medicina ha transformado una fase natural en el ciclo del organismo de la mujer en un trastorno. Durante muchos años se ha considerado de mala educación incluso mencionar la palabra (cuando la menopausia era llamada «el cambio»). La menopausia se ha convertido en un elemento más de una larga lista de desequilibrios atribuidos al aparato reproductor de la mujer, y debe ser tratada. Anuncios y ginecólogos bombardean a las mujeres con el mismo mensaje: la menopausia es un periodo de infelicidad, depresiones, sofocos, osteoporosis y pérdida del atractivo juvenil. El «cambio vital» está considerado actualmente una enfermedad de tipo carencial y, según la teoría, sólo una tratamiento de reposición de estrógenos puede restablecer la vitalidad al cuerpo de la mujer.

Yo recomendaría dar un nuevo enfoque a esta etapa de la vida. En lugar de un símbolo de la vejez y de la pérdida de capacidad para traer niños al mundo, la menopausia puede convertirse en un periodo para descubrir una energía nueva, una mayor libertad y una sabiduría interior más profunda. Sí, es cierto que en lo que respecta a tu cuerpo esta nueva etapa tiene sus inconvenientes. Pero éstos anuncian una oportunidad de descubrir y reclamar el poder de la segunda mitad de la vida.

Durante la menopausia, el cuerpo de la mujer modifica la producción de hormonas. Los ovarios dejan de ovular y ya no es posible el embarazo. Las hormonas pituitarias, la hormona folículo-estimulante (HFE), y la hormona luteinizante (HL), cuyo ciclo es normalmente de un mes, comienzan a aumentar sus niveles. Los ovarios disminuyen su producción de estrógeno, progesterona y andrógenos. Al mismo tiempo, otras partes del cuerpo como la glándula suprarrenal, la piel y el cerebro pueden tomar el control de la producción hormonal. La facilidad de la transición depende en gran medida del nivel de estrés de la mujer, de su salud emocional y de su alimentación.

Raramente oímos hablar de mujeres que tengan pocos problemas con la menopausia, aunque lo cierto es que son muchas. En culturas no occidentales, la menopausia está a menudo considerada como un período de fortalecimiento y salud para la mujer. Así pues, es muy importante no caer en las imágenes y actitudes negativas que rodean la menopausia en nuestra cultura.

Alrededor del 85 por ciento de las mujeres de

Estados Unidos experimenta durante esta fase los sofocos que usted menciona. No hace mucho tiempo, Jane Fonda describió de esta manera su primer sofoco: «Cuando Ted y yo asistíamos a un espectáculo de luz y sonido en Atenas, Grecia, tuve mi primer sofoco. Fue algo dramático y excitante a la vez». Puede que sienta un gran calor en el cuello y la cabeza, que sude profusamente y luego sienta frío. Algunas mujeres pasan por estos episodios durante unos pocos meses, otras incluso durante años. Los sofocos han sido asociados a energía bloqueada y a potencial sexual sin usar, de modo que las mujeres que temen perder su libido con la menopausia pueden verse más afectadas por dichos sofocos. Una buena táctica es trabajar para liberar su energía sexual y superar los mensajes que recibe acerca de una anunciada pérdida de libido.

Personalmente le recomiendo una fórmula para la menopausia que funciona muy bien en muchas mujeres. Compre cápsulas o tinturas de las siguientes hierbas en la herboristería: dong quai, un tónico femenino hecho de la raíz de *Angelica sinensis*; sanzagatillo (*Vitex agnus-castus*), un regulador del aparato reproductor femenino, y damiana (*Turnera diffusa*), una planta que tiene reputación de tónico y de afrodisíaco femenino. Tome dos cápsulas de cada una de estas hierbas cada día, al mediodía, o un cuentagotas lleno de una mezcla de cada tintura en agua caliente una vez al día, también al mediodía. Siga tomando estas hierbas hasta que deje de experimentar sofocos; entonces empiece a reducir progresivamente la dosis hasta detener su administración.

Otra hierba muy usada para las molestias de la menopausia, incluyendo los sofocos, es la *Cimifuga racemosa* (cimífuga, cimicífuga o espantachinches), que ahora está disponible en Estados Unidos en un producto comercial llamado Remifemin. Su efectividad esta avalada por una buena información científica.

Muchas mujeres también pueden hallar el ginsén muy útil para los sofocos, especialmente combinado con vitamina E (800 UI al día en su forma natural). La alimentación también es importante. Los productos de la soja contienen substancias derivadas del estrógeno que, según dicen, contribuyen a reducir los síntomas menopáusicos en las mujeres japonesas. Algunos investigadores han descubierto que una respiración profunda y lenta puede reducir los sofocos a la mitad, probablemente al calmar el sistema nervioso central.

También hay otras hierbas chinas que ayudan a aliviar los sofocos. Le recomendaría que visitase a un especialista en medicina tradicional china si quiere probarlas.

¿Cómo hacer frente a la enfermedad de Lyme?

P:

Vivimos en una zona de bosque en el centro de Wisconsin y a menudo tenemos venados en nuestro jardín. ¿Hay algún método seguro para protegernos a nosotros y también a nuestro hijo de dos años de las garrapatas? ¿Son peligrosos para los niños pequeños los productos repelentes? Nuestro hijo ya ha tenido dos garrapatas este año. (No creo que fueran garrapatas de ciervo, ya que eran muy grandes.) Le agradecería cualquier información sobre las garrapatas y sobre la enfermedad de Lyme.

R:

La enfermedad de Lyme es una infección causada por una bacteria llamado *Borrelia burgdorferi*. La enfermedad recibe su nombre de un lugar llamado Old Lyme, Connecticut, donde los médicos descubrieron la enfermedad cuando creían que se enfrentaban a una epidemia de artritis reumatoidea juvenil. Había cerca de 8.000 casos de esta enfermedad en Estados Unidos en 1993, según las cifras más recientes de las que dispongo.

La enfermedad de Lyme presenta una curiosa situación. Hay una tremenda fascinación con esta enfermedad considerada exótica. La gente la teme porque los síntomas pueden persistir durante años después de la infección, incluso con tratamiento. Así que hay una tendencia a precipitarse en diagnosticarla cuando los pacientes tienen síntomas extraños y persistentes.

Por otro lado, a veces no se sabe diagnosticar. Algunos médicos no tienen presente esta enfermedad y, por tanto, no consiguen dar con el tratamiento apropiado. Para acabar de complicar las cosas, no contamos con un test definitivo de la enfermedad de Lyme y no hay manera de estar seguro si dicha enfermedad es la causa de algún síntoma en concreto.

La enfermedad de Lyme es tratada normalmente con un mes, como mucho, de antibióticos, que si se administran en el momento y del modo apropiado, deberían erradicar la bacteria.

Si la enfermedad no es tratada, cerca de los dos terceras partes de la gente infectada desarrollan períodos recurrentes de artritis; en ocasionas, años después de la infección inicial. La enfermedad también ha sido asociada con síntomas neurológicos, aunque no está clara la gravedad de éstos.

Como bien dice, las garrapatas de los venados son portadoras de este organismo. Los venados, los ratones y los ratones de campo llevan las garrapatas, las cuales son tan pequeñas que prácticamente no se ven sino cuando están repletas de sangre; y aun así son difíciles de ver. Así que las garrapatas que vio no eran garrapatas de venado. Debería descubrir si hay garrapatas de venado en la zona en la que vive y, si es así, si portan la bacteria que provoca la enfermedad de Lyme.

Por regla general desaconsejo el uso de cualquier pesticida químico. El único insecticida seguro es la piretina, que esta hecha de las corolas de ciertos crisantemos. En zonas donde la enfermedad es frecuente, como Long Island y Connecticut, la mejor prevención es vestir ropa que te proteja para ir al bosque. Vista colores claros y manga larga, y métase los pantalones por dentro de los calcetines. Cuando vuelva a casa, lávese inmediatamente y compruebe que no haya nada extraño en su cuerpo.

Si tiene algún síntoma poco corriente, como extrañas erupciones en la piel, fiebre o dolor de articulaciones, visite a un médico que sepa tratar y diagnosticar la enfermedad de Lyme. El aspecto típico es un sarpullido distribuido en anillos concéntricos, como un ojo de buey. Pero en muchos casos esta erupción no se presenta.

¿Alguna ayuda para la migraña?

P:

¿Cuál es el mejor remedio natural para las migrañas?

R:

Las migrañas constituyen un problema muy molesto, pues a menudo dejan a la gente fuera de combate durante días, y son también una fuente de frustración para los médicos, que con frecuencia comprueban que todo su arsenal farmacéutico resulta inútil.

Las alergias, los cambios hormonales, el estrés y el factor hereditario son las principales causas de los ataques de migraña. Mis recomendaciones son las siguientes:

- Elimine el café, incluso el descafeinado (y otras fuentes de cafeína). Cuando su organismo haya eliminado la cafeína, el café puede ser usado como tratamiento. Beba una o dos tazas de café bien cargado al menor indicio de ataque de migraña, luego túmbese en una habitación oscura.
- Elimine otros desencadenantes alimenticios como el chocolate, el vino tinto (a veces también el blanco), quesos fuertes, alimentos fermenta-

dos (como la salsa de soja y el miso), las sardinas, las anchoas y los arenques en escabeche.

- Como medida de prevención, tome matricaria (*Tanacetum parthenium*), una pequeña planta de la familia de los crisantemos. Puede comprarla en algún vivero local (se usa comúnmente con fines decorativos); masque unas cuantas hojas al día (le advierto que no tienen buen sabor), o puede comprar un extracto estandarizado en tiendas de dietética. Lea la etiqueta atentamente para asegurarse de que contiene parthenólidos, los componentes activos necesarios. Uno o dos comprimidos o cápsulas al día reducen significativamente la frecuencia de las migrañas en mucha gente. Puede seguir con el tratamiento de forma indefinida.
- Haga un curso de *biofeedback* y aprenda cómo aumentar la temperatura de sus manos. Este es un medio muy útil para eliminar el dolor de cabeza al principio de un ataque. Para encontrar un especialista consulte las páginas amarillas o póngase en contacto con el Biofeedback Certification Institute of America.
- Utilice los medicamentos con moderación. Pruebe la ergotamina para cortar los ataques de migraña; es un poderoso vasoconstrictor arterial que para que sea eficaz debe usarse al primer indicio de ataque.
- No tome Fiorinal con regularidad. Muchos médicos lo recetan a los que padecen de migrañas como si fuese un caramelo, sin advertirles que

contiene un sedante adictivo y cafeína, además de aspirina. No tome prednisona ni otros esteroides para prevenir los ataques; los riesgos potenciales no compensan los beneficios.

Si sigue teniendo ataques, plantéese cambiar la manera de ver los dolores de cabeza. Las migrañas son como tormentas eléctricas en el cerebro (violentas y perjudiciales), pero que desembocan en un estado de calma y claridad al final. No es tan malo tener algún dolor de cabeza de vez en cuando; puede resultar una buena excusa para romper con la rutina, meditar y vencer el estrés. Si logra aceptar los ataques de esta manera, puede que ocurran con menos frecuencia.

Fuera de combate por la narcolepsia

P:

Me diagnosticaron narcolepsia en 1989. Sin embargo, parece que la medicación que tomo (de 2 a 4 comprimidos de 5 miligramos al día de Dexedrina) ya no da los mismos resultados que antes. Dejo la medicación los fines de semana con la esperanza de que vuelva a surtir el efecto de antaño. ¿Hay algún nuevo medicamento en el mercado, o podría aconsejarme algún método alternativo?

R:

La narcolepsia puede resultar incapacitante. Es un desorden neurológico que provoca somnolencia en momentos impredecibles. A la gente que lo padece a veces le resulta muy difícil mantenerse despierta durante reuniones, conciertos de música, mientras conduce, durante una conversación, en cualquier momento. Luego, por la noche, es muy difícil dormir de forma relajada, en parte debido a sueños demasiado vívidos.

No ha mencionado usted la otra condición que está asociada a la narcolepsia, llamada cataplexia, una repentina e inesperada pérdida del control voluntario de los músculos, normalmente desencadenada por alguna emoción fuerte. Los afectados de cataplexia caen al suelo de modo repentino cuando algo les hace reír o llorar. El ejercicio físico también puede causar esta reacción, cuya duración es tan sólo de unos pocos segundos.

Una de cada 2.000 personas padece narcolepsia. Muchas veces no es diagnosticada porque la gente ignora la somnolencia crónica. También hay formas más suaves de cataplexia que hacen que el enfermo deje caer objetos de las manos o se siente repentinamente.

La raíz de la narcolepsia sigue siendo un misterio para los neurólogos. En la Universidad de Stanford, los investigadores están estudiando una colonia de doberman pinchers, labradores, retrievers y razas mestizas que han heredado esta enfermedad. Han asociado las condiciones de estos perros con un gen que se parece muchísimo a un gen humano relacionado con la gestión del sistema inmunitario. Los investigadores han descubierto que en los seres humanos, el 98 por ciento de los afectados de narcolepsia tienen un gen llamado HLA-DR2 o HLA-DQwl, pero una cuarta parte de la gente que no padece de narcolepsia también lo tiene, así pues, debe de haber algo más por descubrir.

Un neurocientífico de la Universidad de California en Los Ángeles ha localizado un grupo de neuronas que parece que se estimulan a destiempo, causando así una mezcla de estados de somnolencia e insomnio. Los afectados de narcolepsia pueden soñar mientras están despiertos, y mientras duermen, su actividad cerebral puede ser igual a cuando están despiertos. Algunos científicos creen que la cataplexia puede darse cuando una persona entra en una parálisis propia de la fase REM del sueño mientras están despiertos.

Los médicos suelen recetar antidepresivos tricíclicos como imipramina (Tofranil) o proptriptilina (Vivactil) para los casos de cataplexia. Normalmente consisten en estimulantes para combatir la narcolepsia. Pero éstos pueden tener importantes efectos secundarios, como ansiedad, dependencia, euforia, y el que usted ha descrito, tolerancia con el tiempo. El de la Dexedrina es un tratamiento anticuado, y probablemente no es el mejor.

Una compañía llamada Cephalon planea presentar este año una nueva droga llamada modafinil (Provigil) para su aprobación y posterior salida al mercado. Al parecer, reducirá substancialmente la somnolencia con mínimos efectos secundarios. Otra posibilidad es la yohimbina, que se extrae de la corteza de un árbol del África occidental (*Pausinystalia yohimbe*). En un pequeño test realizado en 1994, siete de cada ocho hombres que tomaron yohimbina eran capaces de estar alertas todo el día. Pero, una vez más, existe el inconveniente de la posibilidad de desarrollar tolerancia. Además, hay gente que tiene problemas de molestias e irritación estomacales. Pero quizá debería consultar a un médico antes de tomar cualquiera de estas drogas.

Para los tratamientos sin medicamentos, sería interesante fijarse en las ondas biorreactivas del cerebro. La gente puede aprender a condicionar ondas de alerta rápida cuando comienza a sentir somnolencia.

Algunas personas también han encontrado en las siestas cortas (de quince a veinte minutos), repartidas a lo largo del día, una buena estrategia para hacer frente al problema.

En Estados Unidos, la National Sleep Foundation, con teléfono (202) 785-2300, está haciendo una recogida de datos de personas con narcolepsia, sus historiales familiares y muestras biológicas. Tienen la esperanza de poner en contacto a los investigadores con los pacientes para realizar estudios clínicos. También hay un grupo de soporte al paciente llamado Narcolepsy Network.

Dolor en las plantas de los pies a causa de verrugas

P:

Mi hija de nueve años tiene unos bultos duros y blancos en las plantas de los pies. Supongo que podrían ser verrugas, ya que en sus clases semanales de kárate va siempre descalza, pero no estoy segura. ¿Como podría saberlo? ¿Hay alguna otra causa para estos bultos blancos? Tiene tres bultitos pequeños, sólo en un pie.

R:

Hay unas verrugas específicas que se localizan en las plantas de los pies. Al apoyar todo el peso del cuerpo en el pie, a menudo se inflaman y duelen. Las verrugas son causadas por el virus papilloma humano.

Creo que su diagnóstico es correcto, pero puede asegurarse observándolas de cerca. Coja una lupa y compruebe si los bultitos tienen el aspecto típico de las verrugas, es decir, superficie rugosa y áspera en lugar de dura y lisa. Normalmente hay un centro suave rodeado de anillos ásperos. También pueden verse pequeños puntos negros en las verrugas, que son restos de sangre coagulada. Si los bultos no tienen este aspecto, o se hacen cada vez más grandes y tiernos, su hija podría tener cuerpos extraños, como astillas, alojados bajo la piel.

Los médicos ponen ácido en las verrugas, o las congelan, o bien usan una chispa eléctrica para cauterizarlas. Earl Mindell, en su *Vitamin Bible,** sugiere aplicar sobre ellas 28.000 UI de vitamina E (en cápsulas de aceite) una o dos veces al día, además de ingerir 400 UI (forma seca) tres veces al día. Pero la mejor manera de abordar el problema, especialmente con los jóvenes, es la curación mediante sugestión; esa sería mi recomendación.

Los niños son especialistas en hacer desaparecer las verrugas por visualización. Puede visitar a un hipnoterapeuta o a alguien que sane mediante visualizaciones guiadas, pero yo lo intentaría hacer por mi cuenta primero. Trabaje con su hija para dar con una imagen que tenga una carga emocional para ella. Y anímela a usarla al menos dos veces al día, sobre todo cuando se vaya a la cama y cuando se levante. Un hombre que conozco se libró de una problemática verruga visualizando una excavadora a vapor que se la quitaba por la mañana y por la noche. Quizá su hija podría imaginar que utiliza alguna técnica de artes marciales contra el intruso.

Trabajar con imágenes mentales es una buena manera de movilizar los poderes curativos del cuerpo.

* Hay traducción al castellano: *Todo sobre las vitaminas*, CEAC, Barcelona, 1996.

¿Cómo aliviar el picor del zumaque venenoso?

P:

¿Cuál es la mejor manera de curar o aliviar el picor provocado por el zumaque venenoso o árbol de las pulgas?

R:

Alrededor de la mitad de la población es susceptible al veneno de hiedra, roble y zumaque, es decir, todos los miembros de la familia de los *Rhus*. La virulenta reacción de picor que provocan estas plantas se debe a la respuesta de un linfocito-T al urushiol, el componente alérgico que produce el aceite de estas plantas. Si cree que es uno de los afortunados que son inmunes, cuidado, la alergia a estas plantas aparece y desaparece súbitamente.

La reacción suele darse entre las 36 y las 48 horas posteriores al contacto, y dura alrededor de dos semanas. La erupción no se extiende por rascarse las ampollas, pero puede extenderse internamente por todo el cuerpo y la piel en lugares inesperados.

Obviamente, la mejor defensa contra esta familia de plantas es aprender a reconocerlas y evitarlas. Pueden crecer en forma de arbusto o enredadera, y se distinguen por sus característicos grupos de tres folíolos. Las hojas pueden ser de color verde brillante, verde rojizo o rojo, dependiendo de la estación del año. Si toca una de esas plantas, quítese el aceite con agua y jabón entre los veinte y treinta minutos posteriores al contacto. Después de este periodo, el aceite penetra en la piel. Observe y lave también si es necesario a sus mascotas. Una manera muy común de sufrir una erupción cutánea es tocar a un perro que se ha restregado contra una planta y tiene la piel manchada de ese aceite.

La compañía Tecnu vende un medicamento muy efectivo que se puede comprar sin receta y que elimina de la piel el aceite del roble, la hiedra o el zumaque venenosos hasta veinticuatro horas después del contacto. Esta compañía también fabrica una loción protectora que se puede aplicar en la piel cada vez que se va al bosque. Estos son los mejores productos preventivos que he encontrado.

Pero el mejor tratamiento que conozco para la hiedra venenosa es ducharse con agua caliente, tan caliente como se pueda soportar, concentrándose en el área afectada de cinco a diez minutos. Esto parece contraproducente, porque aumenta el picor. Pero después de pocos minutos, los circuitos nerviosos parecen colapsarse y el picor cesa durante mucho rato. Si repite el tratamiento del agua caliente a conciencia cada vez que vuelva el picor, toda la reacción completa su ciclo rápidamente y su piel volverá a su estado normal.

Aunque el agua caliente funciona mejor que ninguna otra cosa, también puede usar loción de calamina (carbonato de zinc nativo) como tratamiento tópico si lo desea. Desaconsejo firmemente la administración oral de prednisona o de otros esteroides a no ser que se presenten síntomas muy graves, como fiebre o dificultad al orinar. Tampoco use esteroides tópicos. Los esteroides son drogas tóxicas que deberían reservarse para casos que revistan gravedad, no en casos leves, ya que inhiben el sistema inmunitario.

¡Ay! ¿Cómo puedo curarme el esguince?

P:

Me hice un esguince en el tobillo hace cuatro semanas. La hinchazón disminuyó considerablemente al principio, pero hace tres semanas que se ha estancado y no parece mejorar. ¿Qué puedo hacer? ¿Suelen tardar tanto tiempo en curarse los esguinces?

R:

La hinchazón de los esguinces debería disminuir con rapidez. Si no es así, debe de haber algo más que retenga los fluidos.

Tengo dos sugerencias. La primera: pruebe un tratamiento de acupuntura. He constatado que la acupuntura es efectiva, en especial en las rodillas hinchadas; reduce el dolor y acelera la curación.

La segunda sugerencia: tome un complemento de bromelina; puede comprarla en cápsulas en las tiendas de dietética. Se trata de una enzima de la piña que es utilizada por médicos especializados en deporte. He podido ver cómo reducía la hinchazón producida por golpes de una manera sorprendente. La dosis es de 200 a 400 miligramos, tres veces al día. Tómela entre comidas, con el estómago vacío; al menos noventa minutos antes o tres horas después de una comida. (Hay gente que es alérgica a la bromelina, así que interrumpa el tratamiento si aparecen picores.)

La mejor manera de reducir la hinchazón y el flujo sanguíneo durante las primeras veinticuatro horas es la aplicación de hielo en la zona afectada. Puede comprar envoltorios de hielo especiales o utilizar sencillamente una bolsa de guisantes congelados o algunos cubitos envueltos en una toalla. Intente mantener el hielo el máximo tiempo posible sobre todo durante las primeras horas; más tarde será suficiente con aplicaciones intermitentes. Después de veinticuatro horas puede comenzar a alternar el frío y el calor. Proteja el esguince con un vendaje cruzado.

Tanto la tintura de árnica como el dimetilsulfóxido pueden reducir el dolor y la hinchazón. El árnica es una planta que, triturada y macerada en alcohol, produce un linimento calmante. Aplíquelo generosamente, pero no en las heridas. Nunca ingiera la tintura de árnica, ya que es tóxica, pero puede tomar pastillas homeopáticas de árnica en concentración 30x. Comience con cuatro pastillas lo antes posible, después de la lesión, luego tome cuatro más cada hora durante el primer día. Coloque las pastillas bajo la lengua para que se disuelvan. El segundo día, tome cuatro pastillas cada dos horas. Luego, al día siguiente, reduzca la dosis a cuatro pastillas cuatro veces al día. Puede continuar así durante cuatro o cinco días.

El dimetilsulfóxido es un producto químico

extraído de la pulpa de la madera. Penetra en la piel y favorece la curación. Extienda con un algodón una solución con un 70 por ciento de esta substancia sobre la zona dolorida y déjela secar. Puede que sienta calor o escozor, y que note un sabor a ajo en la boca. Pruébelo tres veces al día, durante tres días. Si no hay mejoría, interrumpa el tratamiento. Si, por el contrario, experimenta mejoría, aplíquela dos veces al día durante tres días más, y posteriormente una vez al día durante los últimos tres días.

¿Por qué aparecen los orzuelos?

P:

Últimamente me han salido varios orzuelos. ¿Sabe cuál es la causa? ¿Son una infección bacteriana, o se deben a la falta de un nutriente?

R:

Los orzuelos son infecciones bacterianas del conducto lacrimal. El nombre técnico es *hordeolum*, y por lo general lo causan estafilococos. Pueden ser muy dolorosos y antiestéticos, y provocan enrojecimiento e hinchazón alrededor del ojo. Normalmente desaparecen por sí solos, con paciencia.

Los orzuelos que están en la parte externa de párpado se romperán, descargarán pus y desaparecerán. En la parte interna del párpado, la infección puede ser más grave. Puede acelerar la resolución del problema aplicando compresas calientes durante diez minutos dos veces al día. Los antibióticos tópicos no suelen ser de mucha utilidad.

La reaparición de los orzuelos es muy habitual. Pero si aparecen con regularidad, sería bueno buscar alguna causa de fondo, como la utilización de lentes de contacto o la exposición al humo del tabaco. Los orzuelos son contagiosos y pueden transmitirse por el contacto con los dedos. Pero mucha gente no padece este problema debido a que su sistema inmunitario protege bien sus ojos. Nuestras lágrimas contienen anticuerpos que eliminan la bacteria antes de que tenga la oportunidad de establecerse en el ojo. En ocasiones, la aparición de un orzuelo puede indicar una depresión temporal de la inmunidad.

No conozco ningún nutriente cuya carencia pueda provocar la aparición de orzuelos, pero podría resultar beneficioso probar un régimen de vitamina C. Yo aconsejaría 6.000 miligramos de vitamina C al día, en tres dosis iguales, para ver si esto reduce la frecuencia de las infecciones que está experimentando.

¿Cómo secar el oído de nadador?

P:
¿Cuál es el mejor remedio para el oído de nadador?

R:
El mejor tratamiento para el «oído de nadador» es, como casi siempre, la prevención (utilice tapones para los oídos, de cera o silicona). Pero si es demasiado tarde para eso, prepare una mezcla a partes iguales de vinagre blanco y alcohol para fricciones. Acostúmbrese a enjuagarse los oídos con esta poción cuando salga de la piscina o el mar. Luego seque las orejas suavemente con un trocito de algodón.

Otras medida preventiva es sacudir la cabeza cuando se sale del agua para expulsar el líquido de los oídos. También puede introducir la punta retorcida de un pañuelo limpio dentro de cada oído durante algunos segundos para que absorba la humedad. No se quite la cera de los oídos (a no ser que llegue a ser un problema), ya que contribuye a proteger el canal auditivo.

Si ya sufre de oído de nadador, probablemente tendrá que tratarlo con una solución antibiótica como el Neosporin, que se utiliza específicamente para los oídos.

Yo tengo dos remedios preferidos para el dolor de oídos: aceite de ajo y aceite de gordolobo. Caliente ligeramente alguno de estos dos aceites y, con un cuentagotas, introduzca algunas gotas en el oído dolorido. Tápelo, sin apretar, con algodón. Para hacer aceite de ajo, machaque algunos dientes de ajo en aceite de oliva y déjelo reposar durante algunos días, luego cuélelo. Hay gente que se mete directamente un pedacito de diente de ajo pelado en el oído, que normalmente se disuelve. Puede encontrar aceite de gordolobo en tiendas de dietética. Este aceite se hace macerando las flores de gordolobo (*Verbascum thapsus,* una hierba común en los márgenes de los caminos) en aceite de oliva. Aplíquelo del mismo modo que el aceite de ajo. Pruébelo, realmente funciona.

¿Cuándo cesará el zumbido?

P:

Soy quiromasajista. Uno de mis clientes lleva meses con zumbido en los oídos. El único tratamiento que le han dado los médicos es seguir con los esteroides, aunque no ha notado ninguna mejoría. Leí en La curación espontánea que un médico alemán tuvo un gran éxito usando técnicas de yoga y antiestrés. ¿Puede recomendarme alguna alternativa?, ¿alguna hierba?

R:

El tinnitus (zumbido en los oídos) era relativamente raro cuando yo estudiaba en la Facultad de Medicina, pero desde luego ha dejado de serlo hoy en día. Se ha convertido casi en una epidemia en Estados Unidos, y los médicos no acaban de entender sus causas. Parece que afecta a gente de todas las edades, y los tratamientos médicos para este problema no son muy buenos. Algunos médicos lo atribuyen a una infección vírica, pero esa es la típica respuesta de la medicina occidental a muchos misterios médicos.

Lo que se oyen son ruidos persistentes procedentes del interior del cuerpo. Parece como si no pudiesen escapar, lo que aún resulta más sorprendente. Dichos ruidos pueden dificultar oír la voz de otra persona, concentrarse, o dormir durante la noche.

Como escribí en *La curación espontánea,* mi amigo, el médico alemán Helmut Milz, de Marquartstein, en Baviera, trabaja en una clínica de medicina psicosomática y contempla el tinnitus como una afección relacionada con el estrés. Él cree que una tensión crónica de los músculos de la cabeza y el cuello afecta a la circulación de la sangre en el oído interno. Si está en lo cierto, el aumento en el uso de los ordenadores, ver la televisión y el estrés tan frecuente en nuestra cultura podrían explicar que haya más tinnitus hoy en día.

Yo recomendaría dos formas de tratar el problema. Primero: su cliente debería realizar alguna técnica antiestrés dirigida específicamente a mejorar la postura y relajar los músculos. Yo recomendaría yoga, o una gimnasia como la técnica Alexander. También sugeriría acupuntura.

Segundo: Yo utilizaría la hierba ginkgo (*Ginkgo biloba*). El ginkgo no es tóxico y facilita la circulación de la sangre en cabeza y cuello. Muchas personas experimentan mejoría con esta hierba. Su cliente debería tomarla durante al menos dos meses antes de valorar su eficacia. La dosis es de dos comprimidos del extracto estándar tres veces al día, con las comidas.

Consulte el libro de Richard Hallam *Dealing with the Ringing in Your Ears* [Cómo tratar el zumbido en los oídos], que está basado en la filosofía de que la mejor manera de tratar el zumbido es dejar de combatirlo. Hallam, que es psicólogo, ayuda al lector a aprender a tolerar los sonidos hasta que dejen de ser perturbadores y no sean particularmente notables.

¡¿Qué rayos pasa?!

P:

El síndrome de Tourette es un desorden que se caracteriza por tics motores y vocales involuntarios. ¿Hay información nueva sobre este desorden? ¿Tiene alguna sugerencia de terapias naturales para aliviar los síntomas?. Hay quien cree que se trata de un trastorno obsesivo-compulsivo. ¿Cuál es su opinión?

R:

Desde que el síndrome de Tourette se ha hecho más popular, mucha gente está encantada con el concepto. Sobre todo con la idea de poder gritar «joder» en público y actuar como si nada hubiese sucedido.

Pero, obviamente, el problema no es tan simple. Como bien dice, las personas que padecen esta enfermedad experimentan una gran variedad de «tics» incontrolables que van desde movimientos simples como guiñar el ojo a actividades más complejas como inclinarse y tocar el suelo. Estas personas también pueden gruñir, aclararse la garganta o ladrar. Los juramentos, los gestos obscenos y la imitación compulsiva de otros también pueden darse en este trastorno neuropsiquiátrico, pero son menos frecuentes. Más habituales, y muy molestos para los pacientes de Tourette, son los accesos de rabia incontrolable y de otras emociones intensas.

Un neurólogo francés llamado Georges Gille de la Tourette fue el primero en identificar el síndrome, en 1885, basándose en la observación de muchos pacientes, entre ellos una noble francesa, la marquesa de Dampierre, que solía dar de repente unos alaridos estrambóticos en medio de conversaciones formales. Hasta hace tan sólo un par de décadas, el síndrome de Tourette era considerado como un desorden de tipo psiquiátrico, más común en los chicos, provocado por una mala educación por parte de los padres.

Hoy en día, existe una considerable evidencia de una raíz genética del problema, unida a factores del entorno prenatal y a complicaciones en el parto. Los niños con Tourette estuvieron a menudo expuestos antes de nacer a altos niveles de humo de tabaco, café o alcohol. Se estima que más de 100.000 estadounidenses padecen el síndrome, y de ellos tan sólo uno de cada cuatro es varón. El síndrome se asocia con menor frecuencia a los brotes de ira desinhibidos de las mujeres, de manera que existen opiniones que especulan que las acciones extrañas y silenciosas de niñas y mujeres que sufren el síndrome a menudo pasan inadvertidas y no se diagnostican.

Existen fuertes lazos con los trastornos de tipo obsesivo-compulsivo, además de un gran número de otros problemas psiquiátricos. Los pacientes de Tourette suelen presentar comportamientos de tipo obsesivo-compulsivo como lavarse las manos continuamente, además de ansiedad y un trastorno de hiperactividad con déficit de atención.

De hecho, estos síntomas a menudo causan más molestias al paciente que el propio síndrome de Tourette. Y pueden resultar difíciles de tratar, ya que los estimulantes que se administran para tratar el desorden de hiperactividad, por ejemplo, tienden a empeorar los tics. Pero muchos afectados no toman ningún tipo de medicación. A medida que pasan los años, se acostumbran a la práctica de explicar su condición cuando tienen tics en público, y aprenden a eliminarlos. Los consejos y terapias familiares son buenas maneras de ayudar a toda la familia a tratar con el estigma de un comportamiento socialmente inaceptable, o como mínimo poco usual.

Los tics se agravan en situaciones de estrés, así que aquí tenemos un buen punto de partida para encontrar soluciones naturales al problema. El *Biofeedback*, las técnicas de relajación y el ejercicio pueden ser de utilidad. Algunas personas han utilizado sus súbitos cambios de comportamiento como fuente creativa. En la novela *The Man Who Mistook His Wife for a Hat,** Oliver Sacks escribe sobre un cirujano que padece el síndrome de Tourette y que realiza intervenciones extremadamente complica-

* Hay traducción al español: *El hombre que confundió a su mujer con un sombrero*, Muchnik, Barcelona, 1987.

das. Existe la opinión de que Mozart también padecía este síndrome.

Para saber más sobre la enfermedad, recomiendo la lectura de *A mind of Its Own. Tourette's Syndrome: A Story and a Guide* [Una mente propia. El síndrome de Tourette: historia y guía], de Ruth Dowling Bruun. También hay una película de Laurel Chiton, *Twitch and Shout* disponible en New Day Films de New Jersey. Además, puedes dirigirte a la Tourette Syndrome Association en Bayside, Nueva York.

¿Son buenos los arándanos para las infecciones del tracto urinario?

P:

¿Qué es lo último sobre arándanos e infecciones del tracto urinario? Si los arándanos son beneficiosos, ¿se pueden utilizar derivados del arándano en lugar de zumo para lograr el mismo efecto?

R:

Las infecciones en el tracto urinario ocurren cuando una bacteria como la *E. coli*, que normalmente habita en el intestino grueso, se desplaza a la vejiga y se asienta ahí. El zumo de arándano agrio, un remedio tradicional, sigue siendo estudiado por los científicos. En un estudio publicado en el *Journal of the American Medical Association,* las mujeres que bebían zumo de arándano agrio tenían un 58 por ciento menos de posibilidades de desarrollar infecciones en el tracto urinario que las que bebían un placebo (otra bebida roja que contenía vitamina C). Si ya tenían la infección, tenían un 27 por ciento menos de posibilidades de que continuaran las infecciones si bebían zumo de arándano. Los partidarios del arándano agrio solían pensar que el arándano acidificaba la orina, haciéndola menos receptiva a la bacteria. Pero ahora sabemos que los arándanos contienen una substancia que afecta al material que utiliza la bacteria para adherirse al tejido, dificultando así que se establezca en las paredes de la vejiga.

Estoy de acuerdo con usted en lo de evitar el zumo. El zumo de arándano agrio, al menos la variedad más común, está lleno de azúcar y agua, con sólo una pequeña parte de arándano auténtico. El alto contenido de azúcar puede favorecer el desarrollo de bacterias y hongos.

Así pues, le recomendaría que bebiese zumo de arándano agrio concentrado y sin endulzar, que encontrará en tiendas de dietética, o comprar cápsulas de extracto de arándano agrio. En Estados Unidos, el Eclectic Institute fabrica un producto liofilizado que da buenos resultados. Tome dos cápsulas dos veces al día. Aun en el caso de que esté tomando productos farmacéuticos para curar la infección, le recomiendo que complete el tratamiento con arándano agrio.

Otro tratamiento natural para las infecciones de vejiga es la gayuba, también conocida como madroño rastrero o uva de oso (*Arctostaphylos uva-ursi*). Ésta mata la bacteria y reduce la inflamación. Pero no la tome durante más de una semana, ya que puede irritar los riñones y afectar al estómago. Además, debe mantener su orina alcalina para que la uva de oso sea efectiva. Esto implica comer frutas y verduras en abundancia, especialmente patatas. Como ayuda en su lucha contra la bacteria, coma ajo, capuchina, perejil y escaramujos siempre que pueda.

También puede tomar algunas medidas para

ayudar a la prevención de la infección. Evite los pantalones ajustados, la ropa interior sintética y los jabones desodorantes; todos estos factores pueden favorecer a la bacteria. Además, muchas mujeres cogen una infección en el tracto urinario después de un examen pélvico. Beber un vaso de agua justo antes y después de la visita al ginecólogo parece que ayuda a proteger contra este problema.

¿Hay algún remedio natural para las infecciones de hongos?

P:

¿Qué puedo hacer con las constantes infecciones de hongos? Las he tenido durante más de veinte años.

R:

Muchas mujeres sufren con frecuencia infecciones de hongos en la vagina, lo cual puede indicar un desequilibrio metabólico. A menudo produce buenos resultados un cambio de dieta para hacer que su cuerpo sea un huésped menos receptivo. Su compañero debería hacer lo mismo. (Varios estudios sugieren que el tratamiento del compañero sexual puede detener la reaparición de este tipo de infecciones.)

En primer lugar, intente reducir la dosis de azúcar en las comidas. Las dietas ricas en azúcar estimulan el crecimiento de los hongos. Además, añada ajo a la dieta. Un diente de ajo al día es una potente medicina natural, con efectos fungicidas. (¡Se trata de un solo diente, no toda la cabeza de ajo!) Machaque o trocee el ajo y tome los trocitos como si fuesen píldoras. El ajo fresco es mucho mejor que cualquier derivado. Mastique un poquito de perejil si le molesta el olor, pero si come ajo regularmente y tiene una buena actitud hacia él, no olerá a ajo. Pruébelo, funciona.

Por último, tome cultivo de acidófilos. Estas bacterias son las que cortan la leche. Son «benignas» y naturales con el tracto intestinal, y también pueden eliminar los hongos del área vaginal y cambiar la química de los tejidos haciéndolos más resistentes a dichos hongos. Puede comprar acidófilo en tiendas de dietética, en cápsulas, o encontrarlo en productos lácteos o en el zumo de zanahoria. Compruebe la fecha de caducidad para asegurarse de que la bacteria está en buenas condiciones. Tome una cucharada del líquido o bien de una a dos cápsulas después de las comidas, a no ser que la etiqueta indique otra cosa.

Estos cambios en su dieta pueden ayudar a revertir en cierta medida su susceptibilidad a las infecciones de hongos. Para tratar la infección cuando aparezca, pruebe a introducir una cápsula de acidófilo directamente en su vagina una vez al día, o utilice una jeringuilla para introducir una cucharada del líquido del cultivo. Otra posibilidad sería aceite de árbol del té, un tratamiento no tóxico muy útil para las infecciones de hongos. Puede encontrar este té en tiendas de dietética o herboristerías. Mezcle una cucharada y media del aceite en una taza de agua caliente para una ducha vaginal una vez al día. Sin embargo, si se presenta algún tipo de irritación, interrumpa su uso.

Bibliografía y recursos

Libros del doctor Andrew Weil

Salud total en 8 semanas, Urano, Barcelona, 1998.

La curación espontánea, Urano, Barcelona, 1995.

Natural Health, Natural Medicine, Houghton Mifflin, Boston, 1995. [*Salud y medicina natural,* de próxima aparición en Ediciones Urano.]

Health and Healing, Houghton Mifflin, Boston, 1995. [*Salud y curación,* de próxima aparición en Ediciones Urano.]

From Chocolate to Morphine: Everything You Need to Know About Mind-Altering Drugs (con Winifred Rosen), Houghton Mifflin, Boston, 1993.

The Natural Mind: An Investigation of Drugs and the Higher Consciousness, Houghton Mifflin, Boston, 1986.

The Marriage of the Sun and the Moon: A Quest for Unity in Consciousness, Houghton Mifflin, Boston, 1980.

Otros libros recomendados

Bruun, Ruth Dowling, y Bertel Bruun, *A Mind of Its Own. Tourette's Syndrome: A Story and a Guide,*

Oxford University Press, Nueva York, 1994.
Hallam, Richard, *Tinnitus: Dealing with the Ringing in Your Ears,* Thorsons, Londres, 1993.
Lerner, Michael, *Choices in Healing: Integrating the Best of Conventional and Complementary Approaches to Cancer,* MIT Press, Cambridge, 1994.
Northrup, Christiane, *Women's Bodies, Women's Wisdom,* Bantam Books, Nueva York, 1995. [*Guía de salud para la mujer,* próximamente en Ediciones Urano.]
Sacks, Oliver, *The Man Who Mistook His Wife for a Hat,* Summit Books, Nueva York, 1985. [Hay trad. al cast.: *El hombre que confundió a su mujer con un sombrero,* Muchnik, Barcelona, 1987.]
Sarno, John, *Healing Back Pain: The Mind-Body Connection,* Warner Books, Nueva York, 1991.

Otras fuentes

American Tinnitus Foundation
P.O Box 5
Portland, OR 97207
503 248-9985

Biofeedback Certification Institute of America
10200 West 44th Avenune, Suite 304
Wheat Ridge, CO 80033
303 420-2902

Eclectic Institute
14385 Southeast Lusted Road
Sandy, OR 97055
503 668-4120 u 800 332-4372
Fax: 503 668-3227

In Life Energy Systems
107 California Avenue
Mill Valley, CA 94941
415 389-1738

National Sleep Foundation
1367 Connecticut Avenue NW, Suite 200
Washington, DC 20036
202 785-2300

New Day Films
201 652-6590

Tourette Syndrome Association
42-40 Bell Boulevard
Bayside, NY 11361
718 224-2999

Programa de Medicina Integradora

En el Health Sciences Center de la Universidad de Arizona, Tucson, (Arizona).
Para más información, consulte:
http://www.ahsc.arizona.edu/integrative_medicine
O escriba a:

Center for Integrative Medicine
P.O. Box 64089
Tucson, AZ 85718 (Estados Unidos)

Boletín Informativo
Si desea información sobre mis obras y productos informativos, entre ellos un folleto mensual que escribo sobre salud y curación, por favor escriba a:

Andrew Weil, M.D.
P.O. Box 457
Vail, Arizona 85641.
Estados Unidos

En Internet
«*Ask Dr. Weil*» contesta diariamente a preguntas sobre la salud en la World Wide Web, en la dirección: http://www.drweil.com.

Sobre el doctor Andrew Weil

El doctor Andrew Weil lidera el nuevo campo de la medicina integrativa, que combina las mejores ideas y prácticas de las medicinas convencional y alternativa. Graduado en la Medical School de Harvard, es director del Programa de Medicina Integrativa de la Universidad de Arizona, el primer programa de formación para médicos en esta tendencia en una escuela de medicina estadounidense. También es fundador del Centro de Medicina Integrativa de Tucson, que promueve este campo por todo el mundo. El doctor Weil es un reputado experto en medicina natural, interacción mente-cuerpo y botánica medicinal, además de ser el autor de los bestsellers *La curación espontánea* y *Salud total en 8 semanas*. Según el doctor Weil, «la curación espontánea no es un milagro ni una afortunada excepción, sino un factor biológico, el resultado del sistema de curación natural con el que todos nacemos».

Sobre «Ask Dr. Weil» [Pregúnteselo al Dr. Weil]

El programa «Ask Dr.Weil» dirigido por el doctor Andrew Weil (http://www.drweil.com/), es uno de los sitios de salud más visitados de la World Wide Web. El programa «Ask Dr.Weil», muchas veces galardonado, incluye un cuestionario diario que responde a un amplio abanico de preguntas relacionadas con la salud, una encuesta también diaria, y la Doc Weil Database, que permite a los lectores buscar cientos de temas médicos, incluyendo el material del best-séller del doctor Weil *Salud y medicina natural*. El sitio contiene también un Directorio de Referencia (en el que hallará desde acupuntores a practicantes de Trager) y DocTalk, un enlace semanal en directo con el doctor Weil. Si tiene alguna pregunta adicional para el doctor Weil, acuda a su sitio en Internet.

Sobre Steven Petrow (editor de la serie).

Steven Petrow es el productor ejecutivo del programa «Ask Dr. Weil». Petrow ha ganado reputación editorial con las revistas *Life* y *Longetivity, Fitness* y el *Wall Street Journal.* También ha sido editor jefe de la revista *10 Percent* y *AIDS Digest* y ha publicado cinco libros, incluyendo *The HIV Drug Book* y *When Someone You Know Has AIDS.*